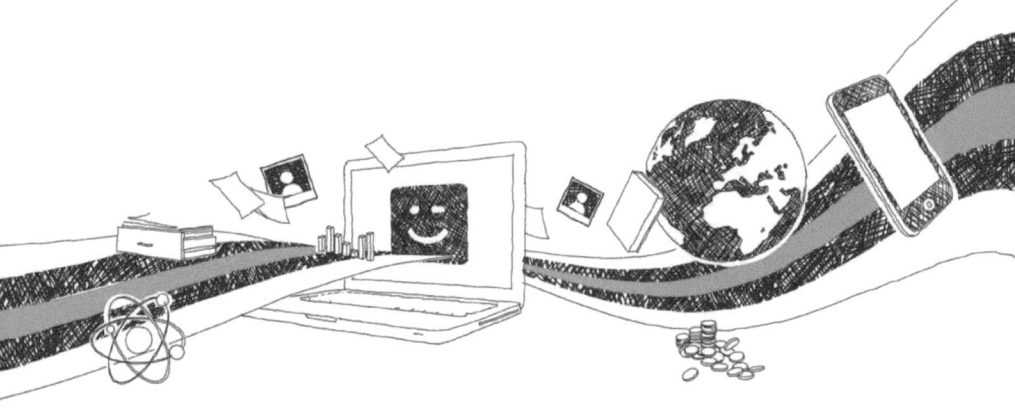
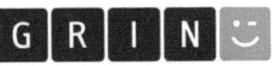

Sebastian Sauer

Soziale Ungleichheit und Gesundheit von Kindern und Jugendlichen in der Altersgruppe 14-17 Jahren in Deutschland

GRIN Verlag

Bibliografische Information der Deutschen Nationalbibliothek:

Die Deutsche Bibliothek verzeichnet diese Publikation in der Deutschen National-
bibliografie; detaillierte bibliografische Daten sind im Internet über http://dnb.d-
nb.de/ abrufbar.

Impressum:

Copyright © 2008 GRIN Verlag GmbH
Druck und Bindung: Books on Demand GmbH, Norderstedt Germany
ISBN: 978-3-640-76011-4

Dieses Buch bei GRIN:

http://www.grin.com/de/e-book/162318/soziale-ungleichheit-und-gesundheit-von-
kindern-und-jugendlichen-in-der

GRIN - Your knowledge has value

Der GRIN Verlag publiziert seit 1998 wissenschaftliche Arbeiten von Studenten, Hochschullehrern und anderen Akademikern als eBook und gedrucktes Buch. Die Verlagswebsite www.grin.com ist die ideale Plattform zur Veröffentlichung von Hausarbeiten, Abschlussarbeiten, wissenschaftlichen Aufsätzen, Dissertationen und Fachbüchern.

Besuchen Sie uns im Internet:

http://www.grin.com/

http://www.facebook.com/grincom

http://www.twitter.com/grin_com

Soziale Ungleichheit und Gesundheit von Kindern und Jugendlichen in der Altersgruppe von 14-17 Jahren in Deutschland

Fachbereich 11: Human- und Gesundheitswissenschaften

Bachelor of Arts Public Health – SoSe 2008

Universität Bremen

Vorgelegt von

Sebastian Sauer

Inhaltsverzeichnis

Verzeichnis der Abbildungen

Verzeichnis der Tabellen

1. Einleitung

Mit der ersten umfassenden Datenlagen (KIGGS-Studie[1]) zur gesundheitlichen Situation von Kindern und Jugendlichen in Deutschland, ergibt sich die Möglichkeit, besonders belastete Bevölkerungsgruppen so exakt wie noch nie zuvor zu beschreiben und den Wissenstand nutzen zu können, um Handlungsfelder zu identifizieren und zielgruppenspezifische Interventionsmaßnahmen in die gesundheitliche Versorgung zu integrieren. Aus Public-Health-Perspektive bietet es sich deshalb an, einzelne Altersgruppen getrennt voneinander nach ihrer sozialen Ungleichheit zu untersuchen und Handlungsempfehlungen für die Zukunft zu verfassen.

Inwieweit die aktuellen Modelle guter Praxis in Bezug auf die neuen Erkenntnisse der sozialen Ungleichheiten eingehen, soll exemplarisch anhand eines Beispiels für die Altersgruppe der 14- bis 17-jährigen Jugendlichen[2] zum Gesundheitsverhalten der körperlich-sportlichen Aktivität dargestellt und diskutiert werden.

Hierzu wird im zweiten Kapitel ein umfassender Überblick der epidemiologischen Daten der Altersgruppe und deren vorherrschenden sozialen Ungleichheiten aufgezeigt. Im Anschluss (Kap. 3) wird der theoretische Hintergrund und der Stand der Forschung anhand von definitorischen Grundlagen, den relevanten sozialen Ungleichheiten, sowie den aktuell diskutierten Modellen zur gesundheitlichen Ungleichheit vorgestellt. Im vierten Kapitel werden der Handlungsbedarf und die Gesundheitsziele zum oben genannten Beispiel dargelegt und Modelle guter Praxis zum hier behandelten Handlungsfeld kurz vorgestellt und bewertet (Kap. 5). Abschließend werden aus Public-Health-Perspektive die Ergebnisse (Kap. 6), denkbare Forschungsfelder für die Zukunft, sowie ein eigens konzipiertes vergleichendes Kennzahlenmodell kritisch diskutiert.

---

[1] Siehe hierzu auch: http://www.kiggs.de/index.html.
[2] Aus Gründen der Übersichtlichkeit wird innerhalb der Arbeit ausschließlich die männliche Form verwendet.

2. Epidemiologische Grundlagen

Die nachfolgenden epidemiologischen Daten werden für die Altersgruppe der 14-17-jährigen Jugendlichen in den folgenden vier Kategorien getrennt voneinander dargestellt und besonders vulnerable Gruppen herausgestellt:

- Mortalität/Todesursachen
- Körperliche Gesundheit
  - o *Akute Erkrankungen und Verletzungen*
  - o *Chronische Erkrankungen*
- Psychische Gesundheit
- Gesundheitsverhalten

Die Einteilung in die vier Kategorien zur genaueren Beschreibung der Mortalität, Morbidität und dem Gesundheitsverhalten erfolgt in Anlehnung an die „Studie zur Gesundheit von Kindern und Jugendlichen in Deutschland" (KIGGS), dessen Durchführung von März 2003 bis Mai 2006 stattgefunden hat.

2.1. Mortalität und Todesursachen[3]

Im Jahr 2006 sind insgesamt 1.498 Jugendliche in der Altersgruppe von 15-20 Jahren verstorben, wovon insbesondere männliche Jugendliche (1.044) betroffen waren. Die altersspezifische Mortalitätsrate (alle Todesursachen pro 1.000) betrug 2006 0,31 (m: 0,22; w: 0,09) (Statistisches Bundesamt 2007c). Verglichen mit der altersspezifischen Mortalitätsrate von 0,42 aus dem Jahre 2002, hat sich die Mortalität in Bezug auf die jeweilige altersspezifische Bevölkerung kontinuierlich verringert (Abb.1). Dies lässt sich vor allem bei den männlichen Jugendlichen erkennen (2002: 1407 vs. 2006: 1044).

Bei den altersspezifischen Todesursachen für das Jahr 2006 stehen, sowohl bei den männlichen als auch bei den weiblichen Jugendlichen, an erster Stelle

---

[3] Die Angaben zur Mortalität sowie zu den Todesursachen beziehen sich auf die Altersgruppe der 15-20- jährigen Jugendlichen (Statistisches Bundesamt 2007c).

„Äußeren Ursachen von Morbidität und Mortalität"[4] (58,3%) und an zweiter

Stelle „Neubildungen"[5] (10,6%). An dritter Stelle stehen bei den weiblichen

Jugendlichen mit 8,4% „Krankheiten des Kreislaufsystems"[6] und bei den

männlichen Jugendlichen mit 8,0% „Krankheiten des Nervensystems"[7]

(Statistisches Bundesamt 2007c).

Abbildung 1: Altersspezifische Mortalitätsrate (alle Todesursachen, pro 1.000) und absolute Todesfälle in der Altersgruppe der 15-20-jährigen Jugendlichen. Eigene Darstellung (Statistisches Bundesamt 2004, 2005a, 2005b, 2007b, 2007c).

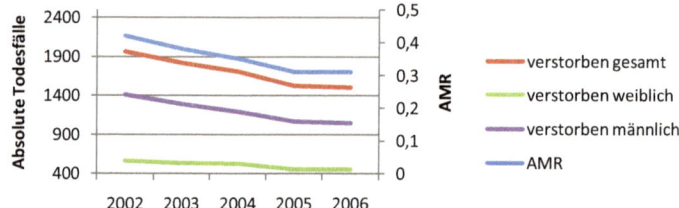

Zu den Todesursachen aufgrund von „Äußeren Ursachen von Morbidität und

Mortalität" zählen unter anderem mit 37,8% die Transportmittelunfälle und mit

13,5% die vorsätzlichen Selbstbeschädigungen, die mit Abstand die häufigsten

Todesursachen der Altersgruppe von 15-20 Jahren darstellen[8]. Auch hier sind die

männlichen gegenüber den weiblichen Jugendlichen zahlreicher betroffen.

Insgesamt lässt sich im historischen Verlauf jedoch ein geringer Rücklauf der

Sterbefälle aufgrund der ICD-10 klassifizierten Fälle von V01-Y98 erkennen

(Abb.2) (Statistisches Bundesamt 2007c).

---

[4] ICD-10: V01-Y98 (Statistisches Bundesamt 2007c).
[5] ICD-10: C00-D48 (Statistisches Bundesamt 2007c).
[6] ICD-10: I00-I99 (Statistisches Bundesamt 2007c).
[7] ICD-10: G00-G99 (Statistisches Bundesamt 2007c).
[8] Zur genaueren Übersicht siehe hierzu Anhang A – Tabelle 1.

Abbildung 2: Sterbefälle 2002 – 2006 (V01-Y98) nach Alter (15-20) und Geschlecht in %.
Eigene Darstellung (Statistisches Bundesamt 2004, 2005a, 2005b, 2007b, 2007c).

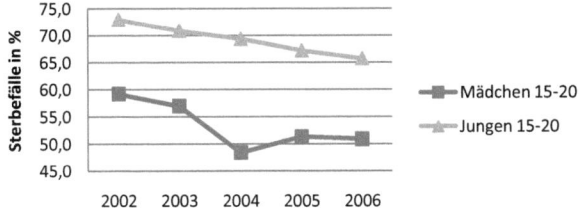

2.2. Körperliche Gesundheit

Um die körperliche Gesundheit der Jugendlichen im Alter von 14-17 Jahren darzustellen, werden die nachfolgenden epidemiologischen Daten differenziert in den zwei Unterkategorien „Akute Erkrankungen und Verletzungen" (Kap. 2.2.1.), sowie den „Chronischen Erkrankungen" (Kap. 2.2.2.) vorgestellt. Die Unterscheidung der beiden Unterkategorien soll im weiterführenden Kapitel 3 zur besseren Übersicht der sozialen Ungleichheit beitragen, um mögliche vulnerable Gruppen, sowie akut- oder chronische Erkrankungen hervorzuheben.

2.2.1. Akute Erkrankungen und Verletzungen

Die akuten Erkrankungen und Verletzungen werden mittels der epidemiologischen Daten zu den vollstationären Krankenhausaufenthalten, den in den letzten 12 Monaten vom Arzt behandelten Verletzungen, den Verkehrsunfällen und den akuten Erkrankungen aufbereitet.

Im Alter von 15-20 Jahren sind im Jahr 2006 rund 19,9% der **vollstationären Krankenhausaufenthalte** aufgrund von **Verletzungen und Unfällen** registriert worden. Hiervon sind etwa 66,1% auf männliche Jugendliche zurückzuführen. Insgesamt sind 496.819 vollstationäre Patienten in der Altersgruppe aufgenommen worden, was einen Anteil von 2,9% der gesamten vollstationären Krankenhauspatienten ausgemacht hat (Statistisches Bundesamt 2008).

Bei **Behandlungen**, die in den letzten 12 Monaten durch einen **Arzt** durchgeführt worden sind, waren 16,8% auf **Unfälle**[9] bei Jugendlichen im Alter von 15-17 Jahren zurückzuführen. Auch hier sind die männlichen Jugendlichen signifikant häufiger betroffen (19,9%) als die weiblichen Jugendlichen (13,6%) (Kahl et al. 2007).

Zu den Unfällen gehört auch die Unterkategorie der **Verkehrsunfälle** (8,3%[10]), von denen sowohl männliche, als auch weibliche Jugendliche mit niedrigerem soziökonomischem Status signifikant häufiger betroffen sind. Außerdem weisen weibliche Verkehrsunfallteilnehmer eine höhere Migrationszugehörigkeit auf als ihre männlichen Verkehrsunfallteilnehmer (Kahl et al. 2007).

Die **grippalen Infekte** stellen mit 85,9% den größten Anteil der **akuten Erkrankungen** der betroffenen Jugendlichen in der Altersgruppe von 15-17 Jahren dar (Kamtsiuris et al. 2007). In erster Linie sind hiervon Nicht-Migranten und Jugendliche mit einem niedrigen soziökonomischen Status signifikant affektiert (Kamtsiuris et al. 2007). **Magen-Darm-Infekte** haben mit 34,6% den zweitgrößten Anteil an den akuten Erkrankungen. Von ihnen sind durchschnittlich mehr Westdeutsche, Nicht-Migranten und Jugendliche mit einem gehobenen soziökonomischen Status tangiert (Kamtsiuris et al. 2007). 19,2% der Altersgruppe hatte eine **Angina**, die im Durchschnitt mehr bei weiblichen Jugendlichen, Jugendlichen mit einem niedrigen soziökonomischen Status und bei Migranten vorzufinden waren (Kamtsiuris et al. 2007).

2.2.2. Chronische Erkrankungen

Nachfolgend werden die epidemiologischen Grunddaten von Übergewicht, Adipositas und den primär, prävalenten allergischen Erkrankungen im Bereich der chronischen Erkrankungen vorgestellt.

Jugendliche im Alter von 14-17 Jahren leiden im Durchschnitt mit 8,6% an **Übergewicht** und mit 8,5% an **Adipositas**, wobei kein fundamentaler geschlechtsspezifischer Unterschied zu erkennen ist (Klocke & Lampert 2005;

---

[9] Unfälle stellen eine Unterkategorie der Verletzungen dar.
[10] Die prozentuale Angabe bezieht sich jedoch auf die Altersgruppe der 1-bis 17-Jährigen (Kahl et al. 2007).

Kurth & Schaffrath Rosario 2007). Gleichwohl besteht für Jugendliche ein höheres Risiko an Adipositas zu erkranken, wenn sie einen Migrationshintergrund, einen niedrigeren sozialen Status (Lampert et al. 2005) aufweisen und die Mutter der Jugendlichen ebenfalls adipös war (BZgA 2007; Kurth & Schaffrath Rosario 2007).

Atopische Erkrankungen[11] wurden nach Schlaud et al. (2007) bei insgesamt 28,9% der Jugendlichen festgestellt. Hierbei ist die **allergische Erkrankung Heuschnupfen** mit 18,4% bei den Jugendlichen am stärksten vertreten, von denen mit 20,3% die männlichen Jugendlichen am häufigsten betroffen sind. Aussagen zu weiteren altersspezifischen vulnerablen Gruppen gehen aus dem Bericht von Schlaud et al. (2007) nicht hervor.

2.3. Psychische Gesundheit
Die Datenlage zur psychischen Gesundheit wird im Folgenden anhand der psychisch bedingten Krankenhausaufenthalte, den Essstörungen, den Gewalterfahrungen und den ADHS-erkrankten Jugendlichen aufgezeigt.

Ungefähr 12,77% der 15-20-jährigen Jugendlichen wurden im Jahr 2006 vollstationär aufgrund von **psychischen Erkrankungen im Krankenhaus** behandelt (Statistisches Bundesamt 2008) und somit im Vergleich zum Jahr 2005 mit 12,65% (Statistisches Bundesamt 2007a) nur geringfügig gestiegen. Ein geschlechtsspezifischer Unterschied[12] ist grundsätzlich nicht zu erkennen.

Nach den Selbstangaben der Jugendlichen nach Hölling & Schlack (2007b) weisen 22,9%[13] ein auffälliges Essverhalten auf. Mädchen sind von **Essstörungen** mehr als doppelt so häufig betroffen als Jungen gleichen Alters. Weiterhin haben Jugendliche mit Migrationshintergrund oder mit einem niedrigen sozioökonomischen Status eine signifikant höhere Wahrscheinlichkeit an Essstörungen zu erkranken (Hölling & Schlack 2007b).

---

[11] „Wenigstens eine atopische Erkrankung (Asthma, Heuschnupfen, atopisches Ekzem) wurde genannt" (Schlaud et al. 2007, S. 705).
[12] Männlicher Anteil = 49,93% und weiblicher Anteil = 50,07% (Statistisches Bundesamt 2007a).
[13] Vgl. hierzu auch Hölling & Schlack (2007a).

26,1% der 14-17-jährigen Jugendlichen gaben im subjektiven Selbstbericht nach Schlack & Hölling (2007) an, dass sie im letzten Jahr mit **Gewalt**[14] konfrontiert worden sind. Insbesondere männliche Jugendliche, Jugendliche mit Migrationshintergrund, mit einem niedrigen sozioökonomischen Status oder mit einer niedrigeren Bildung sind häufiger von Gewalt betroffen, als die jeweilige höhere Vergleichsgruppe (Schlack & Hölling 2007).

Insgesamt wurden 5,6% der Jugendlichen aufgrund von **ADHS** ärztlich oder psychologisch nach Schlack et al. (2007) diagnostiziert. Besonders auffällig ist hierbei, dass die männlichen Jugendlichen mehr als fünfmal so häufig diagnostiziert worden sind als weibliche Jugendliche. Des Weiteren sind Jugendliche ohne Migrationshintergrund oder mit einem niedrigen sozialen Status signifikant häufiger an ADHS erkrankt (Schlack et al. 2007).

2.4. Gesundheitsverhalten

Die epidemiologischen Grundlagen zum Gesundheitsverhalten der 14-17-jährigen Jugendlichen werden an den Themen Tabak-, Alkohol-, Drogenkonsum, körperlich-sportlicher Aktivität und der gesundheitsbezogenen Lebensqualität dargestellt.

Die Prävalenz des **Tabakkonsums**[15] der Jugendlichen im Alter von 14-17 Jahren beträgt im Durchschnitt 31,41%. Gleichzeitig steigen der Anteil der Raucher[16], die Regelmäßigkeit und die Intensität des Konsums mit zunehmendem Alter an (Lampert & Thamm 2007). Ein geschlechtsspezifischer Unterschied besteht grundsätzlich nicht, gleichwohl ist ein statistischer Zusammenhang zwischen rauchenden Freunden/Eltern und Jugendlichen, die selbst Raucher sind, vorhanden. Weiterhin tragen ein niedriger Schultyp (Lampert et al. 2005), ein niedriger sozialer Status (jedoch nur bei den weiblichen Jugendlichen), kein Migrationshintergrund und die Wohnregion (neue Bundesländer) dazu bei, dass Jugendliche deutlich häufiger zur Zigarette greifen (Lampert & Thamm 2007).

---

[14] Hierbei können sie als Opfer, Täter, oder als Opfer – Täter auftreten (Schlack & Hölling 2007).
[15] In Bezug auf die aktuellen Raucher (Lampert & Thamm 2007).
[16] Siehe Anhang A – Abbildung 1.

34,71% der Jugendlichen konsumieren durchschnittlich regelmäßig[17] **Alkohol**, wobei die Prävalenz mit zunehmendem Alter[18] ansteigt. Dies trifft insbesondere auf männliche Jugendliche zu, die ab dem 16. Lebensjahr vermehrt Alkohol konsumieren und Jugendliche, die einen niedrigen Schultyp, oder keinen Migrationshintergrund haben (Lampert & Thamm 2007).

Der **Drogenkonsum**[19] in der untersuchten Altersgruppe liegt bei durchschnittlich 12,29%, wobei auch hier die Prävalenz mit steigendem Alter zunimmt[20]. Ein geschlechtsspezifischer Unterschied besteht grundsätzlich nicht, gleichwohl ein Zusammenhang zwischen dem Gebrauch von Drogen „(...) bei Jungen, die auf eine Gesamtschule gehen, im Vergleich zu Jungen, die ein Gymnasium besuchen (...)" (Lampert & Thamm 2007, S. 607).

Die **sportliche Aktivität**[21] der 14-bis 17-jährigen liegt im Durchschnitt bei 30% und wird mit zunehmendem Alter immer geringer[22]. Insgesamt sind 15,8% der 11-bis 17-jährigen sportlich inaktiv[23]. Dies trifft insbesondere auf weibliche Jugendliche mit einem niedrigen sozialen Status, Migrationshintergrund und die in den neuen Bundesländern wohnen zu (Lampert et al. 2007a). Die Wahrscheinlichkeit, für die hier analysierte Altersgruppe körperlich und sportlich inaktiv zu werden, nimmt mit jedem Lebensjahr um 30% zu (Lampert et al. 2007a).

Zu den Angaben (Ravens-Sieber et al. 2007) der **gesundheitsbezogenen Lebensqualität** der Jugendlichen im Alter von 14-17 Jahren geht eindeutig hervor, dass die angegebene Lebensqualität bei durchschnittlich 72,6% liegt und mit zunehmendem Alter sinkt. Männliche Jugendliche berichten jedoch von signifikant höherer Lebensqualität als weibliche und Jugendliche mit einer manifesten chronischen Erkrankung über eine niedrigere Lebensqualität als

---

[17] Mindestens einmal pro Woche (Lampert & Thamm 2007).
[18] Siehe Anhang A – Abbildung 2.
[19] Drogenkonsum bezogen auf Haschisch- und Marihuanakonsum (Lampert & Thamm 2007).
[20] Siehe Anhang A – Abbildung 3.
[21] Sportliche Aktivität = 3-5mal/Woche (Lampert et al. 2007a).
[22] Siehe Anhang A – Abbildung 4.
[23] Sportlich inaktiv bedeutet nach Lampert et al. (2007a) sich weniger als einmal/Woche sportlich zu betätigen.

Gesunde (Ravens-Sieber et al. 2007).

3. Theoretischer Hintergrund und Stand der Forschung

Zum besseren Verständnis der Begrifflichkeiten werden definitorische Grundlagen, theoretische Modelle sowie Einflussfaktoren kurz vorgestellt und die relevanten Handlungsfelder der Altersgruppe, unter Berücksichtigung der sozialen Ungleichheit, aufgezeigt.

3.1. Definition von Kindern und Jugendlichen[24]

Kinder werden in unterschiedliche Phasen der Entwicklung eingeteilt. Hierbei unterscheidet die Entwicklungspsychologie „(...) nach dem Stand der biologisch-psychologischen, psychischen und sozialen Entwicklung eines Kindes im Anschluss an die prä- und perinatalen Phasen (...)" (http://lexikon.meyers.de/meyers/Kind, 2008). Mit Vollendung des 14. Lebensjahres endet die späte Kindheit (11.-14. Lebensjahr) und es folgt die Phase der Adoleszenz, die den „(...) Übergang vom Jugend- zum Erwachsenenalter (...)" (http://lexikon.meyers.de/meyers/Adoleszenz, 2008) darstellt.

3.2. Definition von sozialer Ungleichheit

Nach Mielck und Helmert (2006) wird die soziale Ungleichheit, die alle sozialen Unterschiede im Gesundheitszustand erfasst, mit dem Begriff „health inequality" beschrieben. Zur genaueren Differenzierung der „(...) ungerechten oder unfairen Unterschiede (...)" (Mielck & Helmert 2006, S. 603), die eine wertende Komponente aufweist, wird hingegen der Begriff „health inequity" verwendet. In Deutschland wird die Unterscheidung der beiden Begrifflichkeiten hingegen nicht vorgenommen, so dass im allgemeinen Sinne die „health inequities" zur Beschreibung der gesundheitlichen Ungleichheit herangezogen werden (Mielck & Helmert 2006).

Weiterhin ist eine Unterteilung in vertikale- und horizontale soziale Ungleichheit vorzunehmen, um Bevölkerungsgruppen so exakt wie möglich beschreiben zu

---

[24] Die Definition von Kindern und Jugendlichen richtet sich nach den verschiedenen Entwicklungsstufen. Rechtliche Definitionen sind hier zu vernachlässigen.

können. Die vertikale soziale Ungleichheit definiert den sozialen Status[25] einer Person auf einer hierarchischen Skala (Oben und Unten). Das Merkmal der horizontalen sozialen Ungleichheit unterteilt die Bevölkerung „(...) quer zu den Grenzen der vertikalen sozialen Ungleichheit" (Mielck & Helmert 2006, S. 604) in Gruppen wie Alter, Geschlecht oder auch Familienstand. Auch wenn nach soziologischen Diskussionen[26] keine eindeutig unterscheidbaren sozialen Schichten mehr vorhanden sind, zeigen sozial-epidemiologische Studien, dass es von enormer Bedeutung ist, vertikale- und horizontale soziale Ungleichheit miteinander zu kombinieren, um mögliche Interventionsmaßnahmen bestmöglich aufeinander abzustimmen und zu implementieren (Mielck & Helmert 2006).

3.3. Übersicht der relevanten Aspekte von sozialer Ungleichheit und Gesundheit

Die in Kapitel 2 zuvor aufgeführten epidemiologischen Daten und die vulnerablen Gruppen der sozialen Ungleichheit zur Mortalität, körperlichen Gesundheit und dem Gesundheitsverhalten werden in Tabelle 1 zur besseren Übersicht nochmals aufgelistet. Aus den bisher erhobenen Daten geht eindeutig hervor, dass der Anteil der horizontalen sozialen Ungleichheit, in Bezug auf die Gesundheit der 14-bis 17-jährigen Jugendlichen, in allen untersuchten Bereichen die vertikale soziale Ungleichheit dominiert[27]. Das Verhältnis der vertikalen- zur horizontalen sozialen Ungleichheit beträgt bei den hier vorgestellten epidemiologischen Daten 0,37[28]. In Bezug auf die zuvor eingegangenen Ausführungen zur Klassifikation zur sozialen Ungleichheit, soll an dieser Stelle keine Wertung der einzelnen vertikalen- und horizontalen Ungleichheiten erörtert werden. Das hier vorgestellte Verhältnis der zwei sozialen Ungleichheiten soll lediglich einen ersten Diskussionspunkt bereitstellen, um weitere Forschungsfelder und-fragen aufzudecken.

Um andererseits besonders relevante Forschungs- bzw. Handlungsfelder in der

---

[25] „Mit Hilfe von Angaben zur Bildung, zum Beruf und zum Einkommen lässt sich der ‚soziale Status' einer Person bestimmen (...)" (Mielck & Helmert 2006, S. 604).
[26] Vgl. hierzu auch Beck (1983).
[27] Vgl. hierzu auch Anhang B – Tabelle 1.
[28] Verhältnis von der Anzahl der vertikalen sozialen Ungleichheit zur horizontalen sozialen Ungleichheit von den hier dargelegten epidemiologischen Daten. Wenn $\geq 0,49$, dann dominiert die horizontale die vertikale soziale Ungleichheit. Wenn $\leq 0,5$ dann dominiert die vertikale soziale Ungleichheit.

hier untersuchten Altersgruppe hervorzuheben, bedarf es einer quantitativen Bestimmung der einzelnen Faktoren, wie den Schweregrad, der Prävalenz oder den Folgekosten für die Gesellschaft, sowie einer Rangfolge der vertikalen- und horizontalen sozialen Ungleichheiten in Bezug auf die Gesundheit. Das Produkt der eben genannten Faktoren könnte somit als Kennzahl zur Vergleichbarkeit mit anderen Krankheiten herangezogen werden, um eine Allokation der Ressourcen für Interventionsmaßnahmen zielgerichtet einzusetzen. Dieses eigens konzipierte Modell würde allerdings aus ethischen Gründen nur wenig Anerkennung finden und müsste für jede Alters- bzw. Krankheitsgruppe differenziert betrachtet werden, was eine Vergleichbarkeit wiederum schwierig machen würde[29].

Tabelle 1: Übersicht der relevanten Aspekte von sozialer Ungleichheit und Gesundheit bei Jugendlichen im Alter von 14-17 Jahren in Deutschland. Eigene Darstellung.

Merkmal	%[30]	soz. Ungleichhei t vorh. ja/nein	Vertikal	Horizonta l	Art der sozialen Ungleichhei t	Ausprägung
Kap. 2.1. Mortalität						
Allg. Mortalität	0,31[31]	J		X	Geschlecht	Männlich
Transportmittel-unfälle	37,8	J		X	Geschlecht	Männlich
Vorsätzliche Selbstbeschädigung	13,5	J		X	Geschlecht	Männlich
Kap. 2.2. Körperliche Gesundheit						
Kap. 2.2.1. Akute Erkrankungen und Verletzungen						
Verletzungen - Vollstationäre Krankenhausaufent halte	19,9	J		X	Geschlecht	Männlich
Verletzungen (Unfälle) – Behandlungen beim Arzt	16,8	J		X	Geschlecht	Männlich
Verkehrsunfälle	8,3	J	X	X	Migrationsh. + Geschlecht / Soz. Status	Ja + weiblich / niedrig

---

[29] Dieses eigens konzipierte Modell könnte unter dynamischen Modifizierungen der internen Vergleichbarkeit einzelner Prozesse dienen, um z.B. die Effektivität der bislang untersuchten Maßnahmen in Bezug auf die Gesamtgesellschaft zu beurteilen.

[30] Die Angaben zum prozentualen Anteil beziehen sich nicht immer direkt auf die Altersgruppe 14-17 und den gleichen Zeithorizont (variabel), sondern können je nach Datenlage variieren.

[31] Angabe in Bezug auf die AMR.

Merkmal	$\%^{30}$	soz. Ungleichhei t vorh. ja/nein	Vertikal	Horizonta l	Art der sozialen Ungleichhei t	Ausprägung
Grippale Infekte	85,9	J		X	Migrationsh.	Nein
			X		Soz. Status	Niedrig
Magen-Darm-Infekte	34,6	J		X	Wohnregion	a. Bundesl.
				X	Migrationsh.	Nein
			X		Soz. Status	gehoben
Angina	19,2	J		X	Geschlecht	Weiblich
				X	Migrationsh.	Ja
			X		Soz. Status	Niedrig
Kap. 2.2. Chronische Erkrankungen						
Übergewicht	8,6	N bzw. keine Daten vorhanden				
Adipositas	8,5	J		X	Migrationsh.	Ja
				X	Mutter	Ebenfalls adipös
			X		Soz. Status	Niedrig
Atopische Erkrankungen	28,9	N				
Heuschnupfen	18,4	J		X	Geschlecht	männlich
Kap. 2.3. Psychische Gesundheit						
Psychische Erkrankungen (Krankenhaus)	12,77	N bzw. keine Daten vorhanden				
Essstörungen	22,9	J		X	Geschlecht	Weiblich
				X	Migrationsh.	Ja
			X		Soz. Status	Niedrig
Gewalterfahrungen	26,1	J		X	Geschlecht	Männlich
				X	Migrationsh.	Ja
			X		Soz. Status	Niedrig
			X		Bildung	Niedrig
ADHS	5,6	J		X	Geschlecht	Männlich
				X	Migrationsh.	Nein
			X		Soz. Status	Niedrig
Kap. 2.4. Gesundheitsver-halten						
Tabakkonsum (aktuelle Raucher)	31,41	J		X	Alter	Steigend
				X	Migrationsh.	Nein
				X	Wohnregion	N. Bundesl.
				X	Rauchende Freunde/Elt.	Korrelation positiv
			X		Bildung	Niedrig

Merkmal	%[30]	soz. Ungleichheit vorh. ja/nein	Vertikal	Horizontal	Art der sozialen Ungleichheit	Ausprägung
			X	X	Soz. Status + Geschlecht	Niedrig + Weiblich
Alkoholkonsum (regelmäßig)	34,71	J		X	Alter	Steigend
				X	Geschlecht	Männlich
				X	Migrationsh.	Nein
			X		Bildung	Niedrig
Drogenkonsum (12-Monats-Prävalenz)	12,29	J		X	Alter	Steigend
			X	X	Bildung + Geschlecht	Niedrig + Männlich
Körperlich-sportliche Inaktivität (weniger als einmal/Woche)	15,8	J		X	Alter	Steigend
				X	Geschlecht	Weiblich
				X	Migrationsh. + Geschlecht	Ja + weiblich
				X	Wohnregion + Geschlecht	N. Bundesl. + weiblich
			X	X	Soz. Status + Geschlecht	Niedrig + weiblich
Gesundheitsbezogene Lebensqualität	72,6	J		X	Geschlecht	Weiblich
				X	Alter	Sinkend
				X	Erkrankung	Chronisch

Gleichwohl ist deutlich zu erkennen, dass insbesondere Jugendliche mit einem niedrigen sozioökonomischen Status häufiger von sozialer Ungleichheit betroffen sind, als Jugendliche mit einem gehobenen sozioökonomischen Status. Weiterhin sind männliche Jugendliche signifikant stärker von Verletzungen und Unfällen betroffen und weisen zudem eine höhere AMR auf als gleichaltrige weibliche Jugendliche. Weitere Ergebnisse, die sich aus der hier dargestellten Tabelle erkennen lassen würden, wären aufgrund der Vielschichtigkeit der einzelnen Merkmale nicht plausibel.

3.4. Theoretische Modelle

Nach Richter & Mielck (2006) „(…) lassen sich 3 unterschiedliche Modelle über die Beziehung zwischen sozialer Ungleichheit und Gesundheit im Kindes- und Jugendalter unterscheiden (…)" (Richter & Mielck 2006, S. 248). Die erste These „childhood adolescent persistent model[32]" besagt, „(…) dass sozioökonomische Unterschiede in der Gesundheit früh auftreten und über den weiteren Lebenslauf relativ konstant bleiben" (Richter & Mielck 2006, S. 248). Hingegen konstatiert

---

[32]   Vgl. hierzu auch Anhang B – Abbildung 1.

das „childhood limited model", „(…) dass gesundheitliche Ungleichheiten in der Kindheit stark ausgeprägt sind, im weiteren Verlauf aber abnehmen und im Jugendalter ein nur sehr geringes Ausmaß besitzen" (Richter & Mielck 2006, S. 249). Dem gegenüber steht das „adolescent emergent model", bei dem der SES[33] zu Beginn des Lebens wenig Einfluss hat, jedoch mit fortschreitenden Alter höhere Bedeutung erlangt (Richter & Mielck 2006).

Welcher der drei Modelle den realen Kontext wiederspiegelt, kann nur mit Hilfe einer Gegenüberstellung der einzelnen Phasen der Kindheit bzw. der Adoleszenz beurteilt werden. Aus den vorliegenden Daten zur sozialen Ungleichheit kann dennoch festgehalten werden, dass der soziökonomische Status in der Altersgruppe der 14-bis 17-Jährigen eine nicht zu vernachlässigende Komponente darstellt und somit das „childhood limited model" dem ersten Anschein nach nicht für alle gesundheitlichen Kategorien zutreffend ist[34].

3.5. Einflussfaktoren

Im Kontext zu den erhobenen Daten werden nicht alle Handlungsfelder und deren Einflussfaktoren dargestellt, sondern nur begrenzt, die der körperlich-sportlichen Inaktivität, anhand von einigen Beispielen erläutert. Im Fokus steht hierbei der Bericht von Lambert et al. (2007b), bei dem eine Korrelation zwischen körperlich- sportlicher Inaktivität und dem Freizeitverhalten mit elektronischen Medien besteht. Hierbei lässt sich „(…) ein Zusammenhang zur körperlich-sportlichen Aktivität (…) für Fernsehen und Videoschauen sowie der Nutzung von Computer/Internet und Spielkonsolen feststellen (…)" (Lampert et al. 2007b, S. 649). Ab einer Mediennutzung von sechs Stunden bei Jungen und fünf Stunden bei Mädchen, ist eine statistisch bedeutsame körperlich-sportliche Inaktivität zu verzeichnen (Lampert et al. 2007b). Des Weiteren besteht eine deutliche Beziehung zwischen der quantitativen Nutzung der zuvor aufgeführten elektronischen Medien und der Verbreitung von Adipositas, die nach Lampert et al. (2007b) für die Altersgruppe der 14- bis 17-Jährigen nicht statistisch signifikant ist.

---

[33] SES bedeutet soziökonomischer Status (Richter & Mielck 2006).
[34] Es bedarf einer abschließenden Gegenüberstellung.

Aufgrund der starken elektronischen Mediennutzung der Jugendlichen und der damit verbundenden körperlich-sportlichen Inaktivität (Lampert et al. 2007b), ist dieses Handlungsfeld von enormer Bedeutung, um Gesundheitsziele und Interventionsmaßnahmen zu implementieren.

4. Ableitung der Gesundheitsziele und des Handlungsbedarfs – körperlich-sportliche Aktivität

Die aus Kapitel 2 vorgestellten Handlungsfelder können hier nicht alle ausführlich behandelt werden, so dass sich die weiteren Ausführungen auf den Bereich der körperlich- und sportlichen Aktivität konzentrieren[35]. Das Gesundheitsverhalten und explizit die körperlich- und sportliche Aktivität stellen ein wichtiges Handlungsfeld dar, um Ressourcen zur Vermeidung von Übergewicht[36] (Schubert & Horch 2004; Lampert et al. 2007a) zu stärken.

Der Handlungsbedarf geht eindeutig aus der vorhandenen körperlich- sportlichen Inaktivität von über 15% der Jugendlichen, der erhöhten Chance von jährlich 30% sportlich inaktiv (Lampert et al. 2007a) zu werden und der Korrelation zwischen der elektronischen Mediennutzung sowie der damit verbundenen körperlich-sportlichen Inaktivität (Lampert et al. 2007b) hervor.

Nach Mielck & Helmert (2006) „(…) lassen sich zwei Interventions-Ansatzpunkte unterscheiden (…)" (Mielck & Helmert 2006, S. 621). Zum einen Verringerung der sozialen Ungleichheit und zum anderen Verbesserung der Gesundheits-Chancen von status-niedrigen Personen. Aufgrund der Komplexität des ersten Ansatzpunktes[37], wird sich die kurz- und mittelfristige Verringerung der gesundheitlichen Ungleichheit auf die Verbesserung der Gesundheits-Chancen von status-niedrigen Personen konzentrieren (Mielck & Helmert 2006).

Folgende Gesundheitsziele[38] könnten unter Beachtung der vorherrschenden

---

[35] Hier soll ein exemplarischer Vergleich von einem Handlungsfeld in Bezug auf die vorhandenen Praxisprojekte und der sozialen Ungleichheit erfolgen.
[36] Vgl. hierzu auch Kapitel 3.5. .
[37] Strukturänderungen in der Gesellschaft lassen sich nur schwierig durchsetzen (Mielck & Helmert 2006).
[38] In Anlehnung an http://www.gesundheitsziele.de/cgi-

sozialen Ungleichheiten[39] und den sozialepidemiologischen Erklärungsansätzen[40] aufgestellt werden:

1. Förderung der motorischen Fähigkeiten der Jugendlichen im Setting Schule, Freizeit und Familie,

2. Motivation zur Erlangung von Bewältigungsstrategien,

3. Integration der Bewegungsmöglichkeiten in den Alltag,

4. Verbesserung des Wohnumfeldes (bewegungsfreundlicher) und

5. Reduktion der körperlich-sportlichen Inaktivität um 5%-Punkte innerhalb der nächsten fünf Jahre.

5. Projekte und Ansätze von Interventionsmöglichkeiten – körperlich-sportliche Aktivität

In diesem Kapitel werden die aktuellen Interventionsmöglichkeiten, Projekte und Ansätze, die in der Datenbank[41] „Gesundheitliche-Chancengleichheit" nach einem Good-Practice-Ansatz (BZgA 2006) durchgeführt werden/worden sind, in Bezug zu den unter Kapitel 2 aufgeführten gesundheitlichen Ungleichheiten zur körperlich-sportlichen Aktivität, betrachtet und abschließend bewertet.

5.1. Übersicht von Modellen guter Praxis

Bei der Recherche nach Modellen guter Praxis für den Bereich der körperlich-sportlichen Aktivität sind insgesamt 5 Projekte eingetragen worden (vgl. Tabelle 2).

Von den fünf Projekten ist bereits eins beendet und eins wird in ähnlicher Form fortgesetzt. Zwei Projekte sind seit Mitte und Ende der 90er implementiert worden und das fünfte zuletzt im Januar diesen Jahres.

---

bin/render.cgi?__xpage_template=kinder&__xpage_object=menu_left&__xpage_usr_data=& menu=nationale_ziele.

[39] Hier insbesondere weibliche Jugendliche, die aus den neuen Bundesländern kommen, die Nicht-Migranten sind und die einen niedrigen sozioökonomischen Status haben (Lampert et al. 2007a).

[40] Vgl. hierzu Richter & Mielck 2006, S.251. und Mielck & Helmert 2006, S.619.

[41] Vgl. hierzu auch: http://www.gesundheitliche-chancengleichheit.de/?uid=d7b370f1c1a70a12bd512fc5572cbf5e&id=start.

Tabelle 2: Übersicht von Modellen guter Praxis für den Bereich körperlich-sportliche Aktivität. Eigene Darstellung der Projekte von der Datenbank „Gesundheitliche-Chancengleichheit" – Stand: 25.07.08.

Nr.	Name	Ort	Zeitraum	Bemerkung
1	Gesundheitsförderung mit benachteiligten Jugendlichen im IB Hirschfelde	Hirschfelde (Sachsen)	Juli 2001 – Januar 2007	Fortsetzung des Projektes unter: „BodyGuard"
2	„Mit den Augen des anderen" Integrationsprojekt für Menschen mit psychischen Behinderungen	Jena (Thüringen)	Januar 2006 – August 2006	
3	Schulpädagogische Sozialarbeit und Schuljugendarbeit an der Staatlichen Regelschule „Werner-Seelenbinder" in Apolda	Apolda (Thüringen)	1999 – lfd.	
4	Sport Gegen Gewalt, Intoleranz und Fremdenfeindlichkeit	Kiel (Schleswig-Holstein)	Oktober 1994 – lfd.	
5	Trampolinspringen für Kinder und Jugendliche	Hamburg (Hamburg)	Januar 2008 – lfd.	

5.2. Bewertung der Modelle guter Praxis

Die Bewertung der fünf Modelle guter Praxis erfolgt anhand einer tabellarischen (siehe Tabelle 3) Auflistung, differenziert nach den jeweiligen gesundheitlichen Ungleichheiten, die in Tabelle 1 vermerkt worden sind. Die fünf Modelle werden nicht jeweils einzeln vorgestellt, sondern nur hinsichtlich ihrer/s zielgruppenspezifischen Ausrichtung/Angebots bewertet.

Tabelle 3: Bewertung der Modelle guter Praxis für den Bereich körperlich-sportliche Aktivität. Eigene Darstellung.

Nr. [42] / gesundheitliche Ungleichheit	Geschlecht (weiblich)	Migrant	Soz. Status (niedrig)	Wohnregion (neue Bundesländer)
1 [43]	-	-	+	-
2	-	-	+	-
3	+	+	+	-
4	-	+	+	- -
5	-	+	+	- -

Legende: (--) = Zielgruppe wird überhaupt nicht eingeschlossen, (-) = keine spezifische Ausrichtung, Zielgruppe jedoch mit eingeschlossen, (+) = Zielgruppe wird eingeschlossen, mit besonderer spezifischer Ausrichtung.

---

[42] Die Nummerierung ist analog zu Tabelle 2 zu verstehen.
[43] Hier wird das fortführende Projekt „BodyGuard" bewertet.

Nach der Bewertung der einzelnen Projekte wird deutlich, dass insbesondere ein differenziertes Angebot für weibliche Jugendliche nicht gegeben ist und nur drei der fünf Projekte Jugendliche aus den neuen Bundesländern erreicht. Außerdem ist das Projekt Nr. 5 erst im Januar dieses Jahres eingeführt worden, ohne dabei auf die signifikant häufiger betroffenen weiblichen Jugendlichen einzugehen. Positiv ist, dass sich grundsätzlich alle Projekte an Jugendliche und ihre Familien wenden, die mit einem niedrigeren soziöokonomischen Status in Verbindung gebracht werden können. Wichtig bei der hier erfolgten Bewertung der Modelle guter Praxis ist, dass noch über 50 weitere Praxisprojekte in der Datenbank zur „Gesundheitlichen-Chancengleichheit aufgeführt sind. Somit ist eine abschließende Beurteilung zur Berücksichtigung der gesundheitlichen Ungleichheit, bei den hier vorgestellten Projekten, lediglich in Bezug auf die Modelle guter Praxis zulässig und nicht darüber hinaus.

6. Fazit

Zusammenfassend lässt sich festhalten, dass sich in der Altersgruppe der 14-bis 17-jährigen Jugendlichen in Deutschland erstmals eine umfassende Analyse der Prävalenz und der gesundheitlichen Ungleichheit von allen relevanten Krankheitsbildern aufgrund der KIGGS-Studie durchführen und bewerten lässt. Anhand der epidemiologischen Daten ist ein breites Spektrum von vertikaler- und horizontaler gesundheitlicher Ungleichheit zu erkennen. Hierbei ist auffällig, dass die horizontale- die vertikale soziale Ungleichheit mit 0,37 dominiert.

Mit Hinblick auf die relevanten Handlungsfelder, für die hier untersuchte Altersgruppe, ist bei den Jungen vor allem die Prävention von Unfällen und bei den Mädchen die Förderung von körperlich-sportlicher Aktivität überwiegend von Bedeutung.

Bei der Bewertung von den Modelle guter Praxis, in Bezug auf eine adäquate Berücksichtigung der vorherrschenden sozialen gesundheitlichen Ungleichheiten bei der körperlich-sportlichen Aktivität, ist anzumerken, dass eine gesonderte geschlechtsspezifische Berücksichtigung nur bei sehr wenigen Projekten implementiert worden ist. Hier besteht für die Zukunft ein enormer Handlungsbedarf, um den Anforderungen einer zielgruppenspezifischen Gesundheitsförderung und den Gesundheitszielen gerecht zu werden.

Des Weiteren können erstmals die theoretischen Modelle über den Zusammenhang zwischen sozialer Ungleichheit und Gesundheit in der Kindheit und Jugend auf einen realen Kontext evaluiert und überarbeitet werden. Zudem bietet es sich an, vergleichende Kennzahlen zur besseren Allokation der Ressourcen einzuführen. Das hier eigens vorgestellte Modell soll lediglich einen ersten Diskussionspunkt bereitstellen, um weitere Modifikationen voranzutreiben. Das setzt jedoch voraus, dass vergleichende ökonomische Studien stärker im Bereich der Gesundheitsförderung und Prävention eingesetzt und diskutiert werden. Darüberhinaus, bedarf es der kontinuierlichen Fortführung der KIGGS-Studie, um auf dynamische Entwicklungen[44] angemessen zu reagieren.

Aus Public-Health-Perspektive ist abschließend festzustellen, dass mit Beginn der KIGGS-Studie eine erstmalige Chance besteht[45], Interventionsprojekte/ -maßnahmen zielgruppenspezifischer und effizienter zu implementieren, soziale Ungleichheit und Gesundheit in der Entwicklungsphase der Adoleszenz mehr Aufmerksamkeit zu schenken[46] und dass die Arbeitsfelder Prävention und Gesundheitsförderung mehr Bewusstsein und Anerkennung in der Gesellschaft und in der Politik[47] erfahren können.

---

[44] Dynamische Entwicklungen sowohl in der Prävalenz als auch bei der Verteilung von vertikaler- und horizontaler sozialer Ungleichheit.

[45] Hierzu bedarf es der Freigabe der „public use files" des RKI. Siehe hierzu auch: http://www.kiggs.de/experten/SOP_KiGGS/KiGGS_Daten/index.html.

[46] Vgl. hierzu auch Richter & Mielck (2006).

[47] Mit der indirekten Ablehnung des Präventionsgesetzes wurde hier jedoch ein entscheidender Schritt zur Verbesserung der effektiven und effizienten Prävention und Gesundheitsförderung seitens der Politik vertan.

7. Anhang

A – Tabelle 1

Todesursachen – Sterbefälle 2002 – 2006 nach ausgewählten Todesursachen, Altersgruppe (15-20) und Geschlecht in Prozent von allen Todesursachen. Eigene Darstellung in Anlehnung an das Statistische Bundesamt (2004, 2005a, 2005b, 2007b, 2007c).

Pos-Nr. der ICD-10	Todesursache		2002 Gestorbene insgesamt	2002 15 - 20	2003 Gestorbene insgesamt	2003 15 - 20	2004 Gestorbene insgesamt	2004 15 - 20	2005 Gestorbene insgesamt	2005 15 - 20	2006 Gestorbene insgesamt	2006 15 - 20	2002-2006 Mortalität + / -
A00-T98	Insgesamt	m	100,0	100,0	100,0	100,0	100,0	100,0	100,0	100,0	100,0	100,0	
		w	100,0	100,0	100,0	100,0	100,0	100,0	100,0	100,0	100,0	100,0	
		z	100,0	100,0	100,0	100,0	100,0	100,0	100,0	100,0	100,0	100,0	
A00-B99	KAPITEL I: Bestimmte infektiöse und parasitäre Krankheiten	m	1,3	1,2	1,3	1,3	1,4	1,3	1,5	1,4	1,5	1,3	+/-
		w	1,2	2,2	1,3	2,3	1,3	1,5	1,4	2,0	1,5	3,1	+
		z	1,2	1,5	1,3	1,6	1,4	1,3	1,5	1,6	1,5	1,9	+
A15-A19	Tuberkulose	m	0,1	-	0,1	-	0,1	0,1	0,0	0,0	0,1	0,1	+/-
		w	0,0	-	0,0	-	0,0	-	0,0	0,0	0,0	-	+/-
		z	0,0	-	0,0	-	0,0	0,1	0,0	0,0	0,0	0,1	+/-
C00-D48	KAPITEL II: Neubildungen	m	28,8	6,3	28,6	6,4	29,6	8,0	29,5	8,0	29,8	8,1	+
		w	22,8	9,7	22,2	12,8	23,3	16,0	23,2	10,8	23,4	13,7	+/-
		z	25,6	7,3	25,2	8,2	26,3	10,5	26,1	8,8	26,4	9,8	+/-
C00-C97	Bösartige Neubildungen	m	28,2	6,0	27,9	5,9	29,0	7,6	28,8	7,8	29,2	7,8	+
		w	22,1	9,5	21,5	12,4	22,6	15,2	22,5	10,4	22,7	13,0	+/-

Code	Bezeichnung												
C15-C26	Bösartige Neubildungen der Verdauungsorgane	z	25,0	7,0	24,5	7,8	25,6	9,9	25,5	8,5	25,7	9,3	+/-
		m	9,2	0,1	9,0	0,2	9,4	0,3	9,3	0,5	9,4	0,6	+
		w	7,6	0,4	7,3	0,9	7,5	0,6	7,4	0,7	7,4	0,2	-
		z	8,3	0,2	8,1	0,4	8,4	0,4	8,3	0,5	8,4	0,5	+
C30-C39	Bösartige Neubildungen der Atmungsorgane und sonstiger intrathorakaler Organe	m	7,8	0,1	7,7	0,2	7,9	0,3	7,9	0,4	7,9	0,1	-
		w	2,4	0,5	2,4	0,2	2,6	0,8	2,7	0,4	2,8	-	+/-
		z	4,9	0,2	4,8	0,2	5,1	0,5	5,1	0,4	5,2	0,1	-
C50	Bösartige Neubildung der Brustdrüse (Mamma)	m	0,1	-	0,1	-	0,0	-	0,0	0,0	0,1	-	-
		w	3,9	-	3,8	0,2	4,0	0,2	4,0	0,2	4,0	-	+/-
		z	2,1	-	2,0	0,1	2,2	0,1	2,1	0,1	2,1	-	-
C51-C58	Bösartige Neubildungen der weiblichen Genitalorgane	w	2,5	0,7	2,4	0,6	2,5	0,4	2,4	-	2,5	0,9	+
		z	2,1	-	2,0	0,1	2,2	0,1	2,1	0,1	2,1	-	-
C60-C63	Bösartige Neubildungen der männlichen Genitalorgane	m	3,0	0,1	3,0	0,2	3,0	0,2	3,0	0,2	3,1	0,1	+/-
C81-C96	Bösartige Neubildungen des lymphatischen, blutbildenden und verwandten Gewebes	m	2,1	2,3	2,1	2,3	2,2	2,5	2,2	3,1	2,2	2,9	-
		w	1,8	3,2	1,8	4,5	1,9	5,5	1,8	3,7	1,9	4,4	+/-
		z	1,9	2,6	1,9	3,0	2,0	3,5	2,0	3,3	2,0	3,3	+/-
D50-D89	KAPITEL III: Krankheiten des Blutes und der blutbildenden Organe sowie bestimmte Störungen mit Beteiligung des Immunsystems	m	0,2	0,2	0,2	0,2	0,2	0,2	0,2	0,3	0,2	0,1	-
		w	0,3	0,5	0,3	0,4	0,3	0,4	0,3	0,4	0,3	0,4	+/-
		z	0,2	0,3	0,2	0,3	0,3	0,2	0,3	0,3	0,2	0,2	-
E00-E90	KAPITEL IV: Endokrine, Ernährungs- und Stoffwechsel-krankheiten	m	2,5	0,7	2,6	1,4	2,7	0,8	2,8	1,1	2,7	1,1	+/-
		w	3,7	2,2	3,7	3,4	3,8	3,2	3,9	2,4	3,7	2,9	+/-

Soziale Ungleichheit und Gesundheit von Kindern und Jugendlichen in der Altersgruppe von 14-17 Jahren in Deutschland

Code	Bezeichnung												
E10-E14	Diabetes mellitus	z	3,1	1,1	3,2	2,0	3,3	1,6	3,4	1,5	3,2	1,6	+
		m	2,2	0,1	2,2	0,3	2,4	0,4	2,4	0,3	2,3	0,4	+/-
		w	3,3	0,4	3,3	0,4	3,3	0,6	3,4	0,2	3,1	0,4	+/-
		z	2,8	0,2	2,8	0,3	2,9	0,5	2,9	0,3	2,7	0,4	+/-
F00-F99	KAPITEL V: Psychische und Verhaltensstörungen	m	1,3	1,1	1,3	1,3	1,4	0,8	1,6	0,9	1,7	0,4	-
		w	0,6	2,3	0,7	2,1	0,9	1,7	1,2	2,0	1,7	0,9	-
		z	0,9	1,5	1,0	1,8	1,2	1,1	1,4	1,2	1,7	0,5	-
F10-F19	Psychische und Verhaltensstörungen durch psychotrope Substanzen	m	1,1	1,0	1,1	1,6	1,1	0,8	1,2	0,8	1,1	0,4	-
		w	0,2	1,4	0,3	1,5	0,3	0,8	0,3	1,1	0,3	0,4	-
		z	0,7	1,1	0,7	1,5	0,7	0,8	0,7	0,9	0,7	0,4	-
G00-G99	KAPITEL VI: Krankheiten des Nervensystems	m	2,1	4,8	2,1	3,4	2,2	4,7	2,2	6,7	2,3	8,0	+
		w	2,1	4,8	2,2	4,3	2,2	6,1	2,3	6,2	2,4	5,1	+/-
		z	2,1	4,8	2,2	3,7	2,2	5,1	2,2	6,5	2,4	7,1	+
I00-I99	KAPITEL IX: Krankheiten des Kreislaufsystems	m	41,3	5,3	40,9	5,5	39,8	5,1	39,2	5,8	38,8	6,4	+
		w	51,5	8,3	51,2	4,7	49,7	8,2	48,7	7,9	48,1	8,4	+
		z	46,8	6,1	46,4	5,3	45,0	6,0	44,2	6,4	43,7	7,0	+
I10-I15	Hypertonie (Hochdruckkrankheit)	m	1,8	0,1	1,9	0,1	2,1	-	2,1	0,1	2,2	0,1	+/-
		w	3,6	-	3,8	-	4,1	0,4	4,4	0,2	4,6	0,2	+/-
		z	2,8	0,1	2,9	0,1	3,2	0,1	3,3	0,1	3,5	0,1	+/-
I20-I25	Ischämische Herzkrankheiten	m	19,9	0,6	19,5	0,7	19,1	0,6	18,5	0,9	18,2	1,0	+
		w	19,3	0,5	18,9	0,2	18,2	0,6	17,4	0,0	16,9	0,7	+
		z	19,6	0,6	19,1	0,5	18,7	0,5	17,9	0,7	17,5	0,9	+

Code	Bezeichnung												
I21	Akuter Myokardinfarkt	m	9,0	0,1	8,8	0,3	8,7	0,4	8,5	0,8	8,4	0,6	+
		w	6,5	0,4	6,5	0,2	6,5	0,4	6,4	0,0	6,3	0,2	+/-
		z	7,6	0,2	7,5	0,3	7,5	0,4	7,4	0,6	7,3	0,5	+/-
I22	Rezidivierender Myokardinfarkt	m	0,8	-	0,8	0,1	0,9	-	0,9	0,0	0,8	-	+/-
		w	0,4	-	0,4	-	0,5	-	0,4	0,0	0,4	-	+/-
		z	0,6	0,2	0,6	0,1	0,7	-	0,6	0,0	0,6	-	+/-
I30-I52	Sonstige Formen der Herzkrankheit	m	8,5	3,2	8,8	3,3	8,1	3,2	8,3	3,3	8,2	3,5	+/-
		w	12,8	4,8	13,0	1,9	12,3	3,0	12,3	3,7	12,4	3,7	+
		z	10,8	3,7	11,1	2,9	10,3	3,2	10,4	3,4	10,5	3,6	+
I60-I69	Zerebrovaskuläre Krankheiten	m	7,3	0,5	6,9	0,8	6,6	0,8	6,4	0,7	6,3	1,0	+
		w	10,9	0,9	10,4	1,5	10,0	1,7	9,6	1,1	9,3	1,5	-
		z	9,2	0,6	8,8	1,0	8,4	1,1	8,1	0,9	7,9	1,1	+
I64	Schlaganfall, nicht als Blutung oder Infarkt bezeichnet	m	3,5	0,1	3,3	-	2,9	0,2	2,6	0,0	2,6	-	+/-
		w	5,7	0,2	5,4	-	4,8	0,2	4,5	0,0	4,3	-	+/-
		z	4,7	0,1	4,4	-	3,9	-	3,6	0,0	3,5	-	+/-
I70-I79	Krankheiten der Arterien, Arteriolen und Kapillaren	m	2,3	0,4	2,3	0,1	2,4	0,3	2,3	0,4	2,3	0,3	+/-
		w	3,0	0,4	3,1	-	3,0	0,6	3,0	0,4	2,7	0,2	+/-
		z	2,7	0,4	2,7	0,1	2,7	0,4	2,7	0,4	2,5	0,3	+/-
J00-J99	KAPITEL X: Krankheiten des Atmungssystems	m	7,1	1,6	7,5	1,9	7,1	1,2	7,5	1,3	7,3	1,3	-
		w	5,8	1,4	6,2	3,9	5,8	2,3	6,4	3,7	6,1	2,6	+/-
		z	6,4	1,5	6,8	2,5	6,4	1,5	7,0	2,0	6,7	1,7	+/-
J10-J18	Grippe und Pneumonie	m	2,1	0,4	2,3	0,9	2,2	0,6	2,5	0,6	2,4	0,8	+
		w	2,4	0,2	2,8	2,1	2,5	1,3	2,8	2,0	2,6	1,1	+/-

23

Soziale Ungleichheit und Gesundheit von Kindern und Jugendlichen in der Altersgruppe von 14-17 Jahren in Deutschland

Code	Bezeichnung												
		z	2,3	0,4	2,6	1,2	2,3	0,8	2,6	1,0	2,5	0,9	+/-
K00-K93	KAPITEL XI: Krankheiten des Verdauungssystems	m	5,4	0,6	5,4	0,5	5,6	0,8	5,5	0,6	5,5	0,6	+/-
		w	4,6	1,3	4,6	0,9	4,8	1,1	4,8	0,9	5,0	1,1	+
		z	5,0	0,8	4,9	0,6	5,2	0,9	5,2	0,7	5,2	0,7	+/-
K70-K77	Krankheiten der Leber	m	3,1	0,1	3,1	0,1	3,0	0,2	2,9	0,0	2,8	0,1	+/-
		w	1,4	0,2	1,3	0,4	1,3	0,2	1,3	0,0	1,3	0,4	+/-
		z	2,2	0,1	2,1	0,2	2,1	0,2	2,0	0,0	2,0	0,2	+/-
N00-N99	KAPITEL XIV: Krankheiten des Urogenitalsystems	m	1,3	0,1	1,4	0,2	1,5	0,3	1,5	0,3	1,6	0,1	+
		w	1,6	0,2	1,7	0,2	1,8	0,4	1,9	0,4	2,0	-	+/-
		z	1,5	0,2	1,5	0,2	1,6	0,3	1,7	0,3	1,8	0,1	+/-
P00-P96	KAPITEL XVI: Bestimmte Zustände, die ihren Ursprung in der Perinatalperiode haben	m	0,2	0,1	0,2	0,2	0,2	0,3	0,2	0,3	0,2	0,3	+/-
		w	0,1	0,2	0,1	0,4	0,1	0,4	0,1	0,0	0,1	0,4	+/-
		z	0,2	0,2	0,2	0,1	0,2	0,2	0,2	0,1	0,2	0,3	+/-
Q00-Q99	KAPITEL XVII: Angeborene Fehlbildungen, Deformitäten und Chromosomenanomalien	m	0,2	1,5	0,2	2,7	0,2	2,1	0,2	2,0	0,2	2,8	+/-
		w	0,2	3,6	0,2	3,0	0,2	3,0	0,2	5,3	0,2	5,1	+/-
		z	0,2	2,1	0,2	2,8	0,2	2,4	0,2	3,0	0,2	3,5	+/-
R00-R99	KAPITEL XVIII: Symptome und abnorme klinische und Laborbefunde, die anderenorts nicht klassifiziert sind	m	2,6	3,1	2,6	3,8	2,6	5,0	2,6	4,1	2,6	3,6	+/-
		w	2,3	3,8	2,5	4,3	2,4	6,3	2,3	6,4	2,3	4,8	+/-
		z	2,4	3,3	2,5	4,0	2,5	5,4	2,4	4,8	2,4	4,0	+/-
R95	Plötzlicher Kindstod	m	0,0	-	0,0	0,0	0,0	-	0,0	0,0	0,0	0,0	+/-
		w	0,1	-	0,1	-	0,1	-	0,0	-	0,0	-	+/-

Soziale Ungleichheit und Gesundheit von Kindern und Jugendlichen in der Altersgruppe von 14-17 Jahren in Deutschland

ICD	Geschl.											+/-
N	z	0,0	–	0,0	–	0,0	0,0	0,0	0,0	0,0	–	+/-
V01-Y98 KAPITEL XX: Äußere Ursachen von Morbidität und Mortalität	**m**	**5,5**	**72,9**	**5,5**	**70,9**	**5,4**	**69,3**	**5,2**	**67,2**	**5,2**	**65,7**	**-**
	w	**2,8**	**59,2**	**2,8**	**57,0**	**2,9**	**48,4**	**2,9**	**51,3**	**2,8**	**50,9**	**-**
	z	**4,1**	**69,0**	**4,1**	**66,8**	**4,1**	**62,9**	**4,0**	**62,5**	**3,9**	**61,2**	**-**
V01-V99 Transportmittelunfälle	**m**	**1,3**	**45,1**	**1,3**	**46,3**	**1,2**	**44,6**	**1,1**	**39,6**	**1,0**	**39,8**	**-**
	w	**0,4**	**41,3**	**0,4**	**38,5**	**0,4**	**33,7**	**0,3**	**32,8**	**0,3**	**33,0**	**+/-**
	z	**0,8**	**44,0**	**0,8**	**44,0**	**0,7**	**41,2**	**0,7**	**37,5**	**0,7**	**37,8**	**+/-**
W00-W19 Stürze	m	0,8	1,6	0,9	1,6	0,8	0,9	1,0	1,5	1,0	1,5	+/-
	w	0,9	0,9	1,0	0,6	1,0	1,1	1,1	0,9	1,1	0,7	+/-
	z	0,9	1,4	0,9	1,3	1,0	0,7	1,0	1,3	1,0	1,3	+/-
W65-W74 Unfälle durch Ertrinken und Untergehen	m	0,1	1,0	0,1	1,1	0,1	1,2	0,1	1,7	0,1	0,7	-
	w	0,0	0,2	0,0	–	0,0	–	0,0	0,4	0,0	–	+/-
	z	0,1	0,8	0,1	0,8	0,0	0,8	0,0	1,3	0,0	0,5	+/-
X00-X09 Exposition gegenüber Rauch, Feuer und Flammen	m	0,1	0,2	0,1	0,3	0,1	0,5	0,1	0,3	0,1	0,2	+/-
	w	0,1	0,5	0,0	0,4	0,0	0,2	0,0	0,9	0,0	0,2	+/-
	z	0,1	0,8	0,1	0,3	0,0	0,4	0,0	0,5	0,0	0,2	-
X60-X84 Vorsätzliche Selbstbeschädigung	**m**	**2,1**	**18,1**	**2,1**	**13,9**	**2,1**	**14,5**	**1,9**	**15,7**	**1,9**	**15,0**	**+/-**
	w	**0,7**	**10,8**	**0,6**	**12,2**	**0,6**	**9,0**	**0,6**	**10,4**	**0,6**	**9,9**	**+/-**
	z	**1,3**	**16,0**	**1,3**	**13,4**	**1,3**	**12,8**	**1,2**	**14,1**	**1,2**	**13,5**	**+/-**
X85-Y09 Tätlicher Angriff	m	0,1	0,9	0,1	1,0	0,1	1,3	0,1	1,1	0,1	0,8	+/-
	w	0,1	1,1	0,1	1,3	0,1	1,1	0,0	2,0	0,1	1,8	+/-
	z	0,1	1,0	0,1	1,1	0,1	1,2	0,1	1,4	0,1	1,1	+/-

A – Abbildung 1

Aktuelles Rauchverhalten bei 14-17-jährigen Jugendlichen. Eigene Darstellung der KIGGS-Daten (Lampert & Thamm 2007).

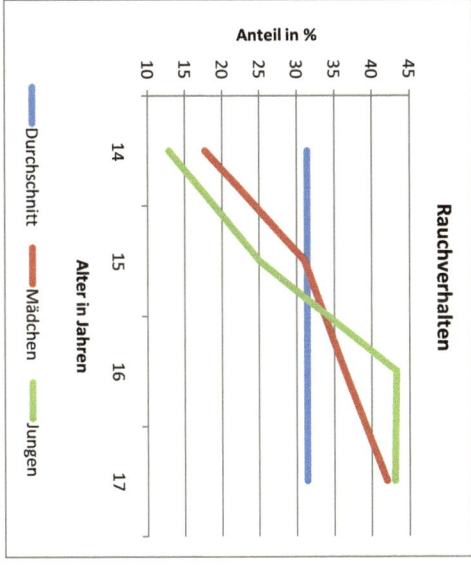

A – Abbildung 2

Regelmäßiger Alkoholkonsum (mindestens einmal pro Woche) bei 14-17-jährigen Jugendlichen. Eigene Darstellung der KIGGS-Daten (Lampert & Thamm 2007).

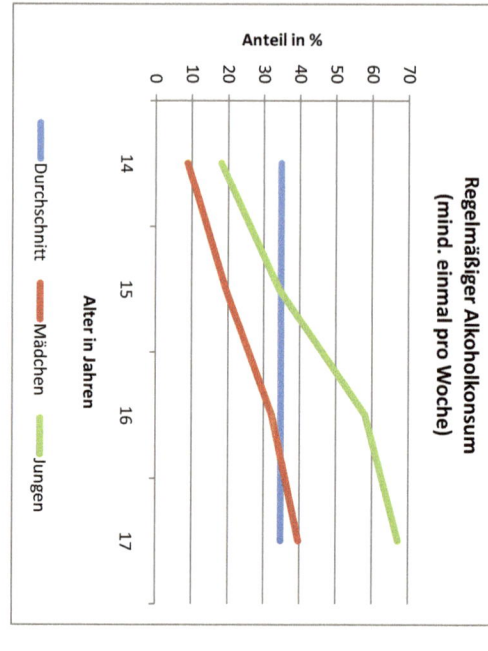

A – Abbildung 3

12-Monats-Prävalenz des Drogenkonsums (Haschisch- und Marihuanakonsum) bei 14-17-jährigen Jugendlichen. Eigene Darstellung der KIGGS-Daten (Lampert & Thamm 2007).

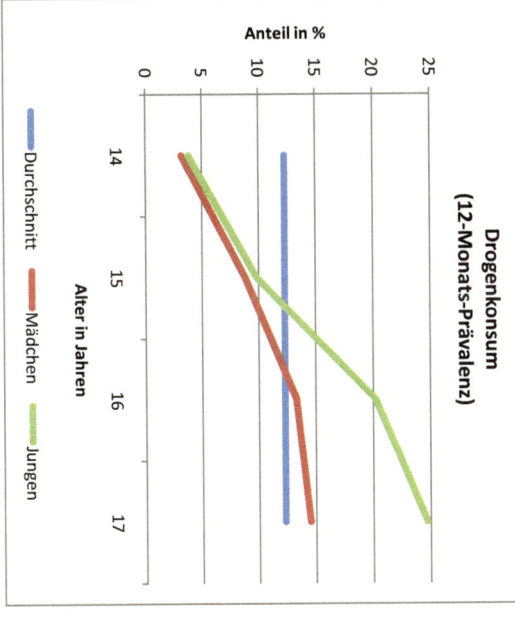

A – Abbildung 4

Häufigkeit körperlich-sportlicher Aktivität bei 14- bis 17-jährigen Jungendlichen. Eigene Darstellung der KIGGS-Daten (Lampert et al. 2007a).

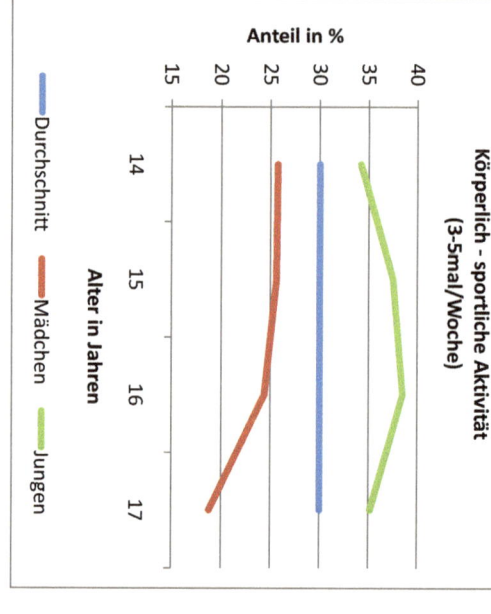

Körperlich - sportliche Aktivität
(3-5mal/Woche)

Anteil in %

Alter in Jahren

Durchschnitt ■ Mädchen ■ Jungen

B – Tabelle 1

Verhältnis der vertikalen- zur horizontalen sozialen Ungleichheit in Bezug auf die Gesundheit der Jugendlichen in Deutschland. Eigene Darstellung und Berechnung.

Kategorie	Vertikal	Horizontal	$\frac{vertikal}{horizontal}$
Mortalität/Todesursachen	0	3	0
Akute Erkrankungen und Verletzungen	4	8	0,5
Chronische Erkrankungen	1	3	0,33
Psychische Gesundheit	4	6	0,66
Gesundheitsverhalten	5	18	0,28
Gesamt	14	38	0,37

B – Abbildung 1

Modelle über den Zusammenhang zwischen sozialer Ungleichheit und Gesundheit in der Kindheit und Jugend (Richter & Mielck 2006, S.250 aus Chen et al. 2002, o.S.).

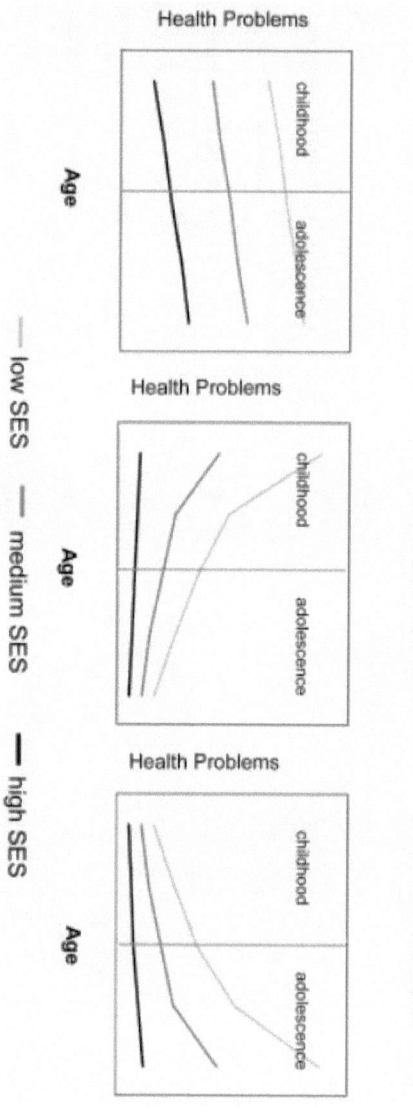

1. patterns unchanged   2. patterns change

1. persistent model   2. childhood-limited model   3. adolescent-emergent model

—— low SES   —— medium SES   —— high SES

8. Literaturverzeichnis

Beck, U. (1983). Jenseits von Stand und Klasse? Soziale Ungleichheit, gesellschaftliche Individualisierungsprozesse und Entstehung neuer sozialer Formationen und Identitäten. In R. Kreckel (Hrsg.), Politische Soziologie der sozialen Ungleichheit, Soziale Welt, Sonderband 2 (S.35-74). Götting: Schwartz.

Bundeszentrale für gesundheitliche Aufklärung (2006). Kriterien guter Praxis in der Gesundheitsförderung bei sozial Benachteiligten. Gesundheitsförderung konkret, Band 5. Köln: BZgA.

Bundeszentrale für gesundheitliche Aufklärung (2007). Die Versorgung übergewichtiger und adipöser Kinder und Jugendlicher in Deutschland. Gesundheitsförderung Konkret, Band 8. Köln: BZgA.

Chen, E. / Matthews, KA. / Boyce, WT. (2002). Socioeconomic differences in children's health: How and why do these relationships change with age. Psychol Bull, 2, 295–329.

Hölling, H. & Schlack, R. (2007a). Essstörungen. In Robert-Koch-Institut (Hrsg.), Tagungsbericht - Symposium zur Studie zur Gesundheit von Kindern und Jugendlichen in Deutschland (S. 3-4). Berlin: RKI.

Hölling, H. & Schlack, R. (2007b). Essstörungen im Kindes- und Jugendalter. Erste Ergebnisse aus dem Kinder- und Jugendgesundheitssurvey (KIGGS). Bundesgesundheitsblatt – Gesundheitsforschung – Gesundheitsschutz 2007, 50, 794-799.

Kahl, H. / Dortschy, R. / Ellsäßer, G. (2007). Verletzungen bei Kindern und Jugendlichen (1-17 Jahren) und Umsetzung von persönlichen Schutzmaßnahmen. Erste Ergebnisse aus dem Kinder- und Jugendgesundheitssurvey (KIGGS). Bundesgesundheitsblatt-Gesundheitsforschung – Gesundheitsschutz 2007, 50, 718-727.

Kamtsiuris, P. / Atzpodien, K. / Ellert, U. / Schlack, R. / Schlaud, M. (2007). Prävalenz von somatischen Erkrankungen von Kindern und Jugendlichen in Deutschland. Erste Ergebnisse aus dem Kinder- und Jugendgesundheitssurvey (KIGGS). Bundesgesundheitsblatt-Gesundheitsforschung – Gesundheitsschutz 2007, 50, 686-700.

Klocke, A. & Lampert, T. (2005). Armut bei Kindern und Jugendlichen. Gesundheitsberichterstattung des Bundes, Heft 4. Berlin: RKI.

Kurth, B.-M. & Schaffrath Rosario, A. (2007). Die Verbreitung von Übergewicht und Adipositas bei Kindern und Jugendlichen in Deutschland. Erste Ergebnisse aus dem Kinder- und Jugendgesundheitssurvey (KIGGS). Bundesgesundheitsblatt-Gesundheitsforschung – Gesundheitsschutz 2007, 50, 736-743.

Lampert, T. / Mensink, G. / Romahn, N. / Woll, A. (2007a). Körperliche
sportliche Aktivität von Kindern und Jugendlichen in Deutschland. Erste
Ergebnisse aus dem Kinder- und Jugendgesundheitssurvey (KIGGS).
Bundesgesundheitsblatt – Gesundheitsforschung –Gesundheitsschutz
2007, 50, 634-642.

Lampert, T. / Saß, A.-C. / Häfelinger, M. / Ziese, T. (2005). Armut, soziale
Ungleichheit und Gesundheit. Expertise des Robert Koch-Instituts zum
2.Armuts- und Reichtumsbericht der Bundesregierung. Berlin: RKI.

Lampert, T. / Sygusch, R. / Schlack, R. (2007b). Nutzung elektronischer
Medien im Jugendalter. Ergebnisse des Kinder- und
Jugendgesundheitssurveys (KIGGS). Bundesgesundheitsblatt-
Gesundheitsforschung – Gesundheitsschutz 2007, 50, 643-652.

Lampert, T. & Thamm, M. (2007). Tabak-, Alkohol- und Drogenkonsum von
Jugendlichen in Deutschland. Erste Ergebnisse aus dem Kinder- und
Jugendgesundheitssurvey (KIGGS). Bundesgesundheitsblatt-
Gesundheitsforschung – Gesundheitsschutz 2007, 50, 600-608.

Mielck, A. & Helmert, U. (2006). Soziale Ungleichheit und Gesundheit. In K.
Hurrelmann / U. Laaser / O. Razum (Hrsg.), Handbuch
Gesundheitswissenschaften, 4., vollständig überarbeitete Auflage (S. 603-
623). Weinheim und München: Juventa.

Ravens-Sieber, U. / Ellert, U. / Erhart, M. (2007). Gesundheitsbezogene
Lebensqualität von Kindern und Jugendlichen in Deutschland – Eine
Normstichprobe aus dem Kinder- und
Jugendgesundheitssurvey (KIGGS). Erste Ergebnisse aus dem Kinder- und
Jugendgesundheitssurvey (KIGGS). Bundesgesundheitsblatt-
Gesundheitsforschung – Gesundheitsschutz 2007, 50, 810-818.

Richter, M. & Mielck, A. (2006). Gesundheitliche Ungleichheit im Jugendalter.
Herausforderungen für die Prävention und Gesundheitsförderung.
Prävention und Gesundheitsförderung 2006, 1, 248-254.

Schlack, R. & Hölling, H. (2007). Gewalterfahrungen von Kindern und
Jugendlichen im subjektiven Selbstbericht. Erste Ergebnisse aus dem
Kinder- und Jugendgesundheitssurvey (KIGGS). Bundesgesundheitsblatt-
Gesundheitsforschung – Gesundheitsschutz 2007, 50, 819-826.

Schlack, R. / Hölling, H. / Kurth, B.-M. / Huss, M. (2007). Die Prävalenz der
Aufmerksamkeitsdefizit-/ Hyperaktivitätsstörung (ADHS) bei Kindern und
Jugendlichen in Deutschland. Erste Ergebnisse aus dem Kinder- und
Jugendgesundheitssurvey (KIGGS). Bundesgesundheitsblatt-
Gesundheitsforschung – Gesundheitsschutz 2007, 50, 827-835.

Schlaud, M. / Atzpodien, K. / Thierfelder, W. (2007). Allergische
Erkrankungen. Erste Ergebnisse aus dem Kinder- und

Jugendgesundheitssurvey (KIGGS). Bundesgesundheitsblatt-
Gesundheitsforschung – Gesundheitsschutz 2007, 50, 701-710.

Schubert, I. & Horch, K. (2004). Gesundheit von Kindern und Jugendlichen.
Schwerpunktbericht der Gesundheitsberichterstattung des Bundes. Berlin:
RKI.

Statistisches Bundesamt (2004). Todesursachen in Deutschland 2002.
Wiesbaden: Statistisches Bundesamt.

Statistisches Bundesamt (2005a). Todesursachen in Deutschland 2003.
Wiesbaden: Statistisches Bundesamt.

Statistisches Bundesamt (2005b). Todesursachen in Deutschland 2004.
Wiesbaden: Statistisches Bundesamt.

Statistisches Bundesamt (2007a). Diagnosedaten der Patienten und Patientinnen
in Krankenhäusern (einschl. Sterbe- und Stundenfälle) 2005. Wiesbaden:
Statistisches Bundesamt.

Statistisches Bundesamt (2007b). Todesursachen in Deutschland 2005.
Gestorbene in Deutschland an ausgewählten Todesursachen. Wiesbaden:
Statistisches Bundesamt.

Statistisches Bundesamt (2007c). Todesursachen in Deutschland 2006.
Gestorbene in Deutschland an ausgewählten Todesursachen. Wiesbaden:
Statistisches Bundesamt.

Statistisches Bundesamt (2008). Diagnosedaten der Patienten und Patientinnen
in Krankenhäusern (einschl. Sterbe- und Stundenfälle) 2006. Wiesbaden:
Statistisches Bundesamt.

Internetquellen

http://lexikon.meyers.de/meyers/Adoleszenz [23.07.08].

http://lexikon.meyers.de/meyers/Kind [22.07.08].

http://www.gesundheitliche-
chancengleichheit.de/?uid=d7b370f1c1a70a12bd512fc5572cbf5e&id=start
[25.07.08].

http://www.gesundheitsziele.de/cgi-
bin/render.cgi?__xpage_template=kinder&__xpage_object=menu_left&__xpage_
usr_data=&menu=nationale_ziele [25.07.08].

http://www.kiggs.de/experten/SOP_KiGGS/KiGGS_Daten/index.html [26.07.08].

http://www.kiggs.de/index.html [12.06.08].